UNE MÉTHODE NOUVELLE

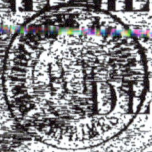

DE RÉDUCTION

DES

Déplacements angulaires des fractures

Par le Dr GENTIL

ORLÉANS
IMPRIMERIE AUGUSTE GOUT ET Cie
RUE DU BOURDON-BLANC, 17-59

1910

UNE MÉTHODE NOUVELLE DE RÉDUCTION

DES

Déplacements angulaires des fractures

PAR LE D' GENTIL

(Extrait du *Groupement Médico-chirurgical de la 5e Région*, séance du 26 avril 1918)

La réduction des déplacements angulaires des fractures est souvent impossible : le plâtre, la traction continue, le cerclage, la suture osseuse, l'application de plaques, les ténotomies restent tous des moyens inefficaces.

La méthode nouvelle de traitement, dont j'ai fait déjà quelques essais heureux, est due au professeur Depage. Elle consiste à passer un fil métallique en anse sous le fragment à réduire et à soumettre le fragment à une traction continue, dirigée perpendiculairement à l'axe du membre.

J'ai appliqué cette méthode au traitement des fractures sus-condyliennes du fémur, des fractures du radius à la partie moyenne, des fractures basses de jambe.

I. — **Les fractures sus-condyliennes du fémur** sont des fractures graves. Plusieurs fois elles déterminèrent l'ulcération des vaisseaux poplités, qui entraîna l'amputation de la cuisse. Elles étaient irréductibles jusqu'à ce jour. Voici du reste comme s'exprime à leur égard MM. Alquier et Fontan.

« Dans les fractures du tiers inférieur (supra-condyliennes hautes et basses), la réduction est ordinairement défectueuse, la réduction est défectueuse, croyons-nous,

avec n'importe quel appareil, même lorsqu'on maintient
la jambe en flexion sur la cuisse (1). »

Le professeur Defage exprime la même opinion (2).

« Elles sont les plus sérieuses au point de vue des suites
éloignées, parce qu'il est très difficile de maintenir les
fragments en coaptation normale. Toujours le fragment
inférieur est porté en arrière et à notre connaissance
aucun appareil n'a permis jusqu'ici d'opérer une réduction complète. »

J'ai eu la bonne fortune d'aller en mission à l'Ambulance
de La Panne et de voir la première fracture sus-condy-
lienne, pour le traitement de laquelle le professeur Defage
avait eu recours à la suspension du fragment inférieur.
Cette idée nouvelle m'avait séduit, puisqu'elle apportait
une solution à un problème pathologique important.

J'ai essayé d'obtenir cette réduction, non plus au
moyen d'une traction continue, avec un câble et des poids,
mais plus simplement au moyen d'un tendeur.

Ce tendeur est d'une conception extrêmement simple :
Pour le réaliser il suffit d'une vis creuse, munie d'un
écrou à oreilles. Un fil de bronze, étant passé au moyen
d'une aiguille courbe, mousse, sous le fragment à réduire,
on introduit les deux chefs du fil dans la lumière de la vis.
On les lie sur la tête de la vis. La vis est placée dans une
fente pratiquée dans une attelle amovible, cette dernière
fixée au-dessus et au-dessous de la fracture à deux colliers
de plâtre.

L'écrou prenant un point fixe sur cette attelle, au
moment du serrage, fera monter la vis, tendra les fils et
attirera le fragment osseux. C'est en somme le principe
qu'on retrouve appliqué à la fabrication de certains tire-
bouchons.

---

(1) Appareillage dans les fractures de guerre (Alquier et Fontan),
Masson et Cie.
(2) « Archives de Médecine et de Pharmacie », février 1918.
Résultats éloignés du traitement des fractures de cuisse (Defage).

Ce tendeur peut être adapté à un petit chariot, monté sur galets, qui coulisse sur l'attelle suivant la fente. Ce petit dispositif, qui rend la vis mobile, laisse le libre jeu de la traction continue.

Il est un point opératoire sur lequel il convient de donner quelques détails : c'est le passage du fil en dessous du fragment inférieur. Quelles que soient les opérations subies précédemment par le blessé, je pratique deux incisions : une incision antérieure longue de 10 centimètres à 6 ou 8 centimètres environ au-dessus de la rotule ; une incision latérale externe longue de 20 centimètres. La première me sert au passage des fils, la seconde au traitement du foyer de fracture. Pour éviter le cul-de-sac, voici comment je procède : mon incision antérieure est nettement en dessus du cul-de-sac. Je ne lui demande d'abord que l'accès sur le foyer de fracture, où je repère la pointe du fragment inférieur. A ce moment, je pose tout instrument tranchant, je ne me sers que de mes doigts. Je descends latéralement sur la face externe du fragment, mes doigts ressortent par l'incision latérale externe. Je répète la même manœuvre sur la face interne et j'essaie de passer l'index en arrière du fragment, de le soulever. L'index de la main droite dans la plaie antérieure, l'index de la main gauche dans la plaie latérale externe, je me rends compte des choses ; puis, laissant mon index gauche en place dans la plaie, je prends une grande aiguille courbe, mousse, de la main droite ; je la dirige en arrière du fragment à la rencontre de mon index gauche.

Ainsi je n'ai jamais lésé ni cul-de-sac sous quadricipital, ni les vaisseaux poplités.

APPAREILLAGE

L'appareil que je vais décrire répond, suivant mon expérience personnelle à toutes les indications désirables. Il se compose essentiellement de deux colliers en cuir, dans lesquels passent des vis et qui sont reliés l'un à l'autre par des attelles fixées par des écrous.

Voici les pièces qui entrent dans sa composition :

a) *Deux colliers en cuir.* — Longueur permettant d'embrasser les 3/4 de la circonférence du membre, au point où ils doivent être appliqués. Pour une cuisse, le collier supérieur mesure 50 centimètres de longueur, de 4 à 6 centimètres de largeur, le cuir a 5 millimètres d'épaisseur. L'inférieur a 30 centimètres de longueur, 4 à 5 centimètres de largeur, cuir 5 millimètres.

On peut utiliser les vieilles courroies récupérées de l'armée.

Ils sont percés de trous tous les 3 centimètres. Le diamètre de ces trous légèrement plus petit que le diamètre des vis, de façon que ces dernières puissent y passer à frottement dur.

b) *Six vis* avec écrous à oreilles, filetées jusqu'à quelques centimètres de leur base.

c) *Trois attelles* amovibles portant à 3 centimètres de leurs extrémités et sur le milieu de leur largeur une fente longue de 10 centimètres environ et d'une largeur légèrement supérieure au diamètre des vis.

L'une de ces trois attelles porte, à cheval sur son tiers inférieur et son tiers moyen, une fente analogue à celles des extrémités.

Ces attelles doivent être en bois dur, en hêtre de préférence. Elles mesurent pour une cuisse : attelle antérieure, 60 centimètres ; interne, 45 centimètres ; externe, 60 centimètres ; 3 centimètres de largeur, 2 centimètres d'épaisseur.

d) *Du plâtre, quelques attelles* en tarlatane, *des bandes plâtrées, du tissu imperméable, un peu de coton ; quelques bandes de gaze* et des *journaux* complètent le matériel.

Enfin, les accessoires nécessaires pour établir *une traction continue*, c'est-à-dire une planchette de 7 centimètres sur 7 centimètres environ portant une vis piton à son centre, une bande de diachylon ou de leucoplaste, une bande de gaze, une cordelette et des poids ou un sac de sable.

e) *L'appareillage de Currel.*

Voici comment se construit l'appareil :

Le blessé est soigneusement nettoyé, talqué, ses plaies sont provisoirement recouvertes d'un pansement ordinaire, très léger. Le membre est mis dans l'attitude qu'on veut lui donner, la cuisse en abduction par exemple.

Les pièces en cuir sont immergées quelques instants dans l'eau pour les rendre plus malléables.

Environ à un travers de main au-dessus et au-dessous des plaies, commencent les colliers ; ils remontent et descendent de façon à immobiliser l'articulation sus-jacente et l'articulation sous-jacente à la fracture.

On met sur la région où sera appliqué le collier quelques carrés de gaze dans la partie de l'appareil le plus voisin de la plaie. On le fixe par quelques tours de bande de gaze qui prennent ensuite toute la région. Ces pièces de gaze, quand elles seront souillées par la plaie, pourront être facilement retirées et changées.

On enveloppe la région d'un journal.

Par-dessus le journal, on place le tissu imperméable en le fronçant, de façon à pouvoir en le déplissant augmenter sa surface et protéger plus efficacement le plâtre. On aura pris la précaution d'immerger, quelques heures avant, ce tissu dans une solution phéniquée forte.

On commence à dérouler des bandes plâtrées en haut et en bas de la fracture, car la construction des deux colliers doit être menée simultanément.

Quand le collier a pris une certaine épaisseur de plâtre, on présente les pièces de cuir et on marque les trous dans lesquels seront placées les vis. Sur une table à côté, à coups de marteau, un aide enfonce les vis dans les pièces de cuir aux trous marqués. La tige de la vis, au point où elle s'implante sur la tête, est carrée. Il convient que cette partie carrée soit enfoncée à coups de marteau dans le cuir pour que la vis ne tourne pas avec l'écrou au moment du serrage. C'est là un point essentiel.

Les pièces de cuir, armées de vis, sont mises en place. Ces dernières, à ce moment, sont enduites de vaseline. Les trois vis du haut correspondent avec les trois vis du bas, deux par deux.

On garnit l'appareil de bouillie plâtrée, pour bien fixer les colliers en cuir et les vis.

On continue l'application de quelques bandes plâtrées jusqu'à ce que l'appareil ait une solidité suffisante. On termine par un polissage à la bouillie.

On place les trois attelles. On donne aux vis l'inclinaison voulue. On place les écrous qu'on serre légèrement et on attend quelques heures la prise du plâtre.

Suivant le siège de la blessure, on installera la traction continue avant la confection de l'appareil, ou après. Si le collier inférieur doit empiéter très bas sur la jambe, on commencera par l'installation de la traction, le collier se mettra par-dessus.

On pourra quelquefois, si le siège des plaies ne s'y oppose pas, mettre une quatrième attelle, qui sera inamovible. Elle sera prise dans le plâtre et reliera les deux colliers. On la placera du côté opposé aux plaies. Elle aura pour but de procurer une solidité plus grande à l'appareil en rendant les deux colliers plus solidaires. Cette dernière attelle est une lame en aluminium, large de 5 à 6 centimètres environ, épaisse de 3 millimètres.

A l'attelle qui porte une fente à cheval sur son tiers moyen et son tiers inférieur, j'adapte le tendeur que j'ai imaginé.

Cet appareil m'a permis de traiter convenablement des fractures graves de cuisse. Dans ces fractures, le collier supérieur prend le bassin. Je mets un léger capitonnage de coton sur l'épine iliaque antéro-supérieure. La pièce en cuir est mise obliquement sur la racine de la cuisse, dans le sens de l'arcade fémorale, à une hauteur qui varie avec l'étendue de la blessure. Elle s'applique toujours sur le contour de la fosse iliaque externe. Je couvre le bassin et le pli inguinal avec deux pièces de tarlatane trempée dans une bouillie plâtrée. Elles sont fixées et renforcées par des jets de bandes plâtrées. Je modèle le plâtre sur les crêtes iliaques au moment de la prise.

Je place une attelle antérieure, une interne et l'autre externe. L'attelle antérieure porte une fente pour le tendeur.

Le collier inférieur se place en dessous du genou. Ainsi le genou est immobilisé, ce qui est une condition indispensable pour immobiliser la fracture. Si on n'a pas mis l'attelle postérieure fixe, on peut, en enlevant les trois attelles amovibles, mobiliser à volonté l'articulation au pansement.

On peut être quelquefois embarrassé dans la construction de l'appareil parce qu'il y a une trop grande différence de niveau entre la vis antérieure du collier supérieur et la vis du collier inférieur. On place alors sur la vis du collier inférieur une rondelle de liège de la hauteur désirée. On la noie dans le plâtre par quelques jets de bande.

Les attelles latérales doivent être aussi près que possible du membre. Elles serrent le pansement et aident à l'immobilisation de la fracture.

Je fixe le pansement par un bandage dit « mille pattes ».

Si on n'a pas mis d'attelle postérieure, on passe par-dessus le pansement deux ou trois lacs en caoutchouc en dedans des attelles que l'on serre sur l'attelle antérieure. Ils soutiennent la cuisse. Je me sers de vieux morceaux de bandes d'Esmarch aux extrémités desquels je fais coudre une boucle et une lanière.

La traction sur le membre est toujours supérieure à six kilos.

Le blessé est installé sur un lit-cadre auquel est adapté la traction.

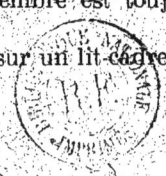

Ainsi il est transporté à la salle de pansements avec un lit-cadre qui lui sert de brancard. Il conserve sa traction pendant le pansement.

En l'absence de cadre, le pansement est fait au lit.

Le premier résultat de cet appareillage, c'est que les blessés se sentent bien. Ils ne souffrent plus. On peut soulever leur membre appareillé, même avec une certaine brusquerie sans réveiller la moindre douleur. L'immobilisation est absolue. Les fragments osseux sont absolument fixés. Ils restent fixés même pendant le pansement.

Le pansement est facile, indolore.

Le traitement de la plaie est soumis à toute la rigueur de la méthode de Carrel. Il se fait en enlevant les attelles l'une après l'autre. Il est inutile de toucher à l'attelle antérieure.

Du fait de la souillure du plâtre, qui se produit à la longue, du fait surtout de la réduction de volume du membre qui produit du jeu, on peut être obligé de refaire l'appareil. En général, je n'ai pas eu à le changer. Le même appareil peut être conservé jusqu'à la consolidation, si on prend soin de le protéger contre les inondations du liquide de Carrel, par des compresses vaselinées et par des compresses simples de gaze.

Je n'ai appliqué cet appareil qu'à des fractures datant déjà de plusieurs jours. Deux présentaient des phénomènes d'infection aiguë avec des températures de 40° et un état phlegmoneux du membre. Mais dans tous les cas, les examens répétés des blessés avaient établi un diagnostic précis et je ne risquais pas, par exemple, d'emprisonner sous un plâtre une lésion de la hanche, du genou, des vaisseaux. Je crois qu'il serait téméraire de vouloir appliquer cet appareil trop tôt sur des blessures fraîches. Il rendra de grands services, au contraire, quand la plaie aura été largement ouverte, débarrassée des corps étrangers et des esquilles libres, en un mot quand la plaie et le foyer de fracture auront été parés, enfin, quand un laps de temps suffisant aura montré que les suites de l'opération seront vraisemblablement normales.

Dans ces conditions, l'appareil que je propose réunit de nombreux avantages que je résume ainsi :

1° Il immobilise parfaitement la fracture. On s'en rend compte, en examinant le foyer de fracture. On assiste de visu au bourgeonnement, puis à l'accolement des fragments, sans qu'à aucun moment il se soit produit la moindre mobilité à leur niveau. Cela est un point important, car on n'arrive pas à combattre utilement l'infection des os sans une immobilisation absolue ;

2° Il supprime toute douleur. Les blessés, dès qu'ils sont appareillés, voient leurs souffrances disparaître ;

3° Il est d'une construction facile. Il demande un peu de goût, une adresse moyenne et un peu de surveillance dans les jours qui suivent, car les colliers sont circulaires et on peut toujours craindre de les avoir trop serrés et par suite d'avoir gêné la circulation du membre. Je n'ai jamais eu à déplorer cet accident ;

4° Une fois bien adapté, il peut servir d'appareil d'évacuation pour les blessés. Autrement dit, les blessés sont tous appareillés pour être évacués et pour continuer leur traitement à l'arrivée.

L'immobilisation est telle, que dans les fractures de cuisse le membre et le bassin ne font qu'un bloc. On peut soulever le blessé par son appareil sans l'incommoder le moins du monde ;

5° Il permet de réaliser une traction directe, effective sur le membre. La traction s'exerce ici sous le plâtre comme dans le traitement de la coxalgie et cela d'autant plus facilement que dans notre appareil le membre glisse sous le journal ;

6° Il corrige les déplacements angulaires des os, grâce au tendeur ;

7° Il permet de voir le foyer de la fracture ;

8° Il permet l'application commode et rigoureuse du traitement Carrel ;

9° Enfin, il est d'un prix de revient extrêmement réduit.

Il faut cependant y ajouter quelque chose encore, qui est peut-être tout, c'est le facteur personnel : la foi dans l'appareil. Cependant cette foi ne doit pas être aveugle car tous les appareils ont leurs avantages et leurs inconvénients et il ne faut pas tout demander à l'appareil. Il faut s'en servir et non pas s'en rendre esclave. Le meilleur appareil peut donner des résultats déplorables, si on le construit sans conviction, si on le surveille mal, si on néglige de suivre l'évolution de la fracture.

II. — **Fracture des os de l'avant-bras.** — Sont, elles aussi, des fractures graves. Elles sont souvent impossibles à réduire par les moyens ordinaires et se consolident en général avec la perte partielle ou totale des mouvements de formation et de supination.

Je n'ai jusqu'ici appliqué la méthode qu'à un cas de fracture du radius à la partie moyenne, mais avec un tel succès que je compte la généraliser à la réduction angulaire de toutes les fractures diaphysaires des os de l'avant-bras.

Voici dans ces fractures de la diaphyse radiale, le problème à résoudre :

1° Il faut rétablir la longueur de l'os, son raccourcissement retentissant sur les articulations radio-cubitales supérieure et inférieure ;

2° Reconstituer sa courbure et par suite l'espace interosseux ;

3° Éviter le décalage du radius.

APPAREILLAGE

La radiographie montre les lésions et le degré du déplacement : le fragment inférieur est attiré vers l'espace interosseux par le carré pronateur, le fragment supérieur est attiré en dehors par les muscles supinateurs.

On passe un fil en anse autour du fragment inférieur du radius. Ce fil peut être placé en dehors du foyer de la fracture.

Le bras est étendu et en supination forcée.

Un pansement léger a fermé les plaies. On a repéré celles-ci avec la teinture d'iode.

On place une petite épaisseur de coton sur le bord radial pour rendre tolérable la traction sur le fragment à réduire.

On met le bras dans le plâtre. La construction de cet appareil peut varier un peu dans ses détails suivants : la place et la nature des plaies.

Sur le bord radial, au niveau du fil métallique, on noie dans le plâtre une potence en feuillard, qui porte en son milieu une fente, au travers de laquelle on passe le fil et le tendeur. Le serrage du tendeur ramène en dehors le fragment à réduire.

III. — **Fractures basses de jambe.** — Le fil en anse avec tendeur peut être dans le traitement de ces fractures un auxiliaire précieux, pour corriger la chute de l'un des fragments et une consolidation vicieuse en antéflexion.

On place le membre en traction continue ; en général on peut le faire. On construit un collier supérieur qui immobilise le genou, un collier inférieur qui immobilise la tibio-tarsienne.

On réussit ces deux colliers par deux attelles latérales amovibles.

Ces deux attelles présentent une fente en leur milieu, dans laquelle coulisse et se fixe une potence, qui porte le tendeur et le fil métallique en anse.

La traction continue, les attelles latérales, la suspension de la fracture par le fil réalisent d'une façon parfaite l'immobilisation de la fracture.

Ces fractures sont traitées au Carrel et le pansement peut se faire sans enlever les attelles.

Cette méthode est évidemment une méthode d'exception, mais comme les fractures dites exceptionnelles ne sont point rares aujourd'hui, elle constitue un moyen

précieux de traitement. Elle est simple, nullement trau-
matisante pour l'os. Elle est la seule ressource pour
réduire les fractures sus-condyliennes et les fractures de
l'avant-bras. Elle s'applique à des fractures esquilleuses
où toute autre méthode a perdu ses droits, où l'application de plaques est impossible, elle réduit les fragments
en masse, en réalisant leur cerclage.

Enfin, elle se surajoute aux autres moyens de traitement des fractures et complète leur action : traction
continue, immobilisation plâtrée.

Elle permet l'application de la méthode Carrel, c'est-à-
dire l'examen et le traitement quotidien de la plaie.

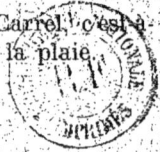

ORLÉANS. — IMP. AUGUSTE GOUT ET CIE

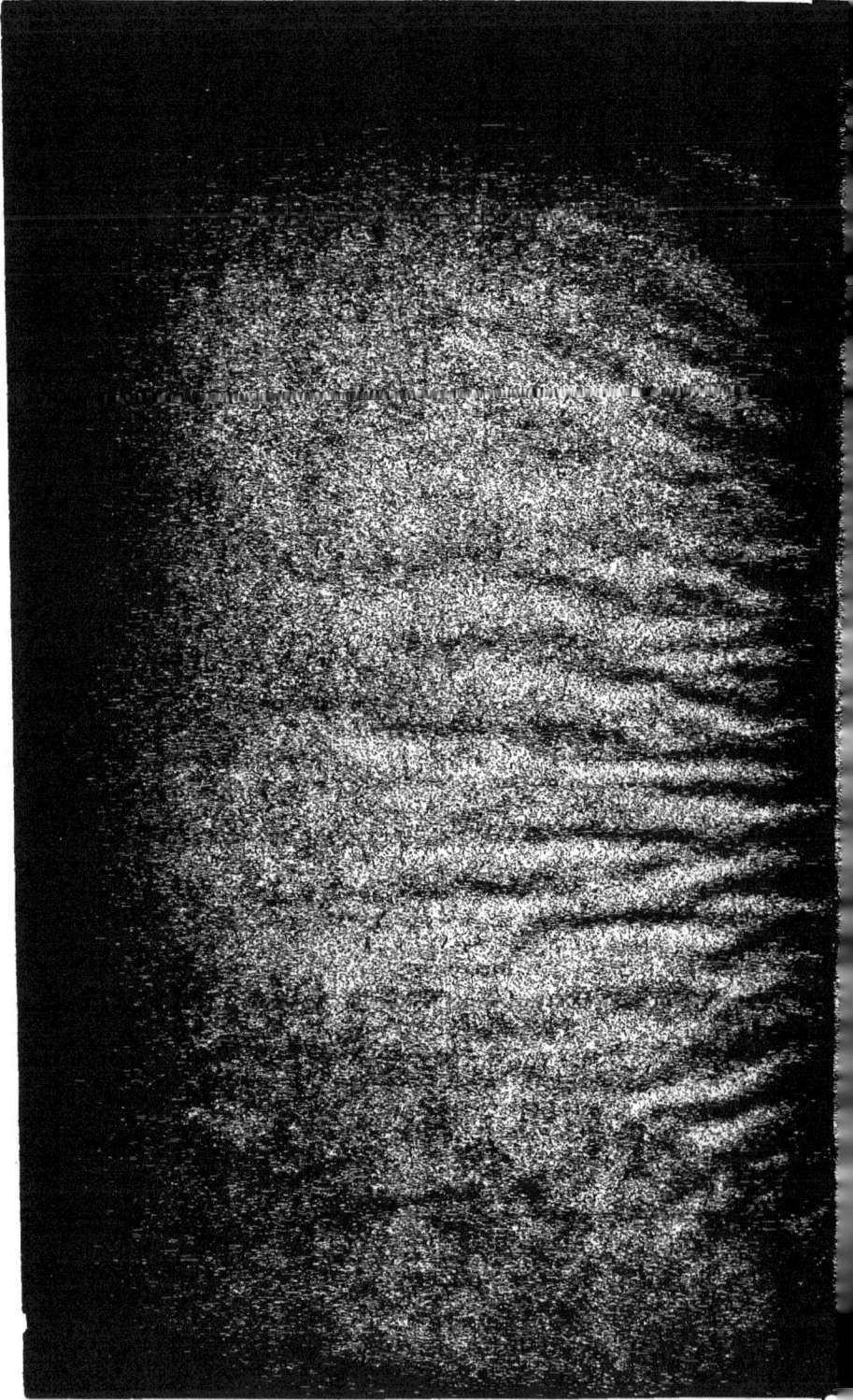